ESQUISSES D'HYDROLOGIE CLINIQUE

POUGUES-SAINT-LÉGER

PAR

Le Docteur E. MONIN

SECRÉTAIRE GÉNÉRAL DE LA SOCIÉTÉ FRANÇAISE D'HYGIÈNE
CHEVALIER DE LA LÉGION D'HONNEUR
OFFICIER DE L'INSTRUCTION PUBLIQUE

« *Hic fons, cujus opem reges et fama salutem*
« *Laudavère, bibas; promet utramque tibi.* »

(Inscription de l'ancien puits Saint-Léger, gravée par ordre de Catherine de Médicis.)

PARIS
SOCIÉTÉ D'ÉDITIONS SCIENTIFIQUES, ÉDITEUR
4, rue Antoine-Dubois

1899

ESQUISSES D'HYDROLOGIE CLINIQUE

POUGUES-SAINT-LÉGER

PAR

Le Docteur E. MONIN

SECRÉTAIRE GÉNÉRAL DE LA SOCIÉTÉ FRANÇAISE D'HYGIÈNE
CHEVALIER DE LA LÉGION D'HONNEUR
OFFICIER DE L'INSTRUCTION PUBLIQUE

« *Hic fons, cujus opem reges et fama salubrem*
« *Laudavère, bibas ; promet utramque tibi.* »

(Inscription de l'ancien puits Saint-Léger, gravée
par ordre de CATHERINE DE MÉDICIS.)

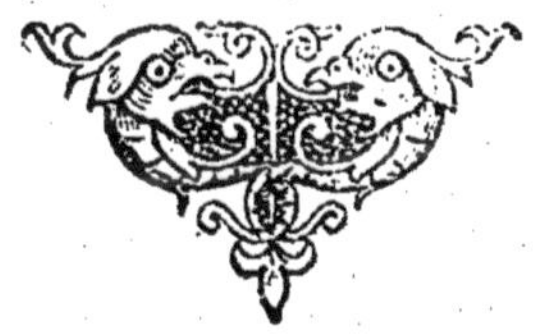

PARIS
SOCIÉTÉ D'ÉDITIONS SCIENTIFIQUES, ÉDITEUR
4, rue Antoine-Dubois

1899

POUGUES-S^T-LÉGER

PAR

LE DOCTEUR E. MONIN

I. — *Situation, Composition et Analyse de Saint-Léger.*

> « Præcipuas laudes merentur
> « aquæ *Pougenses* dictæ, Lug-
> « duno Parisium proficiscentibus
> « obviæ, ad visum claræ, ad tac-
> « tum frigidæ, ad gustum acidulæ
> adstringentesque... »
>
> STROMATOGRAPHIA (Iéna, 1621).

Le village de *Pougues* est situé, non loin de la Loire, à 195 mètres d'altitude, au milieu d'une charmante vallée qui règne entre Nevers et la Charité-sur-Loire, et dans la partie la plus riche et la plus riante de notre fertile Nivernais. *Pougues* est une station du chemin de fer de Paris à Lyon par le Bourbonnais. Sa salubrité est proverbiale : jamais d'épidémies : jamais, non plus, de variations brusques, grâce aux gais coteaux qui protègent suffisamment la petite cité contre les vents froids du Nord et les brûlants effluves du Midi.

La saison hydro-minérale s'étend du 1er juin au 1er octobre : le mois de septembre y est généralement splendide, ce qui n'est point la règle, tant s'en faut, dans les villes d'eaux des pays montagneux...

L'établissement **Saint-Léger** est sis dans un parc superbe, qui, avec sa pièce d'eau, ses tilleuls séculaires, ses massifs savants d'arbres et de fleurs variés, force l'admiration de tous les visiteurs : demandez à ceux qui, comme nous, faisaient partie du Congrès hydrologique de la Société d'hygiène en 1887 ainsi qu'à tous les membres du corps médical dont les familles sont, traditionnellement, si bien accueillies à *Pougues!*

A *Pougues*, on mène surtout une vie de famille, qui, bien entendu, n'exclut nullement la délicatesse et l'élégance (*Splendid Hôtel*). Tous les jeux, toutes les distractions des yeux et des oreilles y ont été réunis pour plaire aux baigneurs et pour les divertir. L'établissement est le centre d'excursions intéressantes et faciles en voiture, dont la plupart réclament à peine une demi-journée. A pied, on trouve dans tous les environs immédiats la possibilité de faire d'admirables promenades à l'air pur, dans des milieux toujours boisés ou verdoyants, que des flots d'ozone inondent de leurs vivifiants effluves.

La source **Saint-Léger** est la richesse de *Pougues:* elle sourd à l'entrée du parc, à droite du terrain jurassique, et donne environ 4 litres 1/2 par minute. Non loin de la source **Saint-Léger,** réservée exclusivement à la boisson, on exploite, pour le service des bains et douches, la source *Saint-Marcel*, d'une minéralisation analogue, mais plus faiblement gazeuse. Comme l'écrivait, il y a trois cent dix ans, JEAN PIDOUX, « le lieu et les pierres par lesquelles les eaux de Saint-Marceau et de Saint-Légier s'escoulent, prennent couleur jaune tirant sur le rouge ». Cette remarque est encore vraie aujourd'hui, car la composition des sources n'a jamais varié.

Athermales, bicarbonatées calciques et martiales moyennes, carboniques très fortes, les eaux de la source **Saint-Léger** bouillonnent à grosses bulles, en leur griffon, et offrent une densité de 1.003. Elles ont été l'objet de multiples analyses, surtout depuis un siècle. La dernière, faite par MM. BOVET et GAY, professeur agrégé de chimie médicale à la Faculté de médecine de Paris, dans les laboratoires de ladite Faculté, a donné, pour 1.000 grammes :

Acide carbonique......	3 0045
Acide chlorydrique.....	0.1132
Acide sulfurique.......	0.1280
Acide silicique.........	0.0412
Chaux..................	0.7252
Oxyde de fer...........	0.0236
Magnésie	0.1227
Soude..................	0.5239
Potasse................	0.0039
Lithine	0.0072
Total.....	4.7234 de minéralisation,
dont...	2.45 de résidus salins.

A ces principes, nous devons ajouter l'*iode* (dès 1857, Mialhe présentait à l'Académie des cristaux d'iode qu'il avait extraits de la source **Saint-Léger**), et l'arsenic, découvert, en 1859, dans la même source, par le chimiste Bayard et dernièrement dosé par M. Bovet.

La caractéristique de l'eau minérale de **Saint-Léger** sera mieux comprise par la lecture de l'analyse sommaire suivante, réalisée à l'École des Mines, sous la savante direction de M. Ad. Carnot, professeur-directeur du Bureau d'essais :

Acide carbonique libre................	2 1178
Bicarbonates: de chaux, magnésie, fer, lithine, potasse et soude	2.9594
Sulfate de soude....	0.1767
Chlorure de sodium	0 2120
Silice......	0.0340

Outre les conferves spéciales que renferme toute eau vivante, on a prétendu avoir trouvé, dans les eaux de **Saint-Léger,** un certain nombre de micro-coques cultivables, auxquels il serait rationnel d'attribuer quelques-uns des effets digestifs et *peptonisants*, constatés, de temps immorial, comme absolument supérieurs aux effets de toutes les sources analogues. Ces sortes d'études micro-organiques sont, actuellement, à la mode pour tâcher d'expliquer le *quid divinum* des eaux minérales, de même que l'on explique par les microbes certains phénomènes biologiques; mais la conviction des esprits sera dure et lente à se faire, et mieux vaut, peut-être, observer cliniquement et terre à terre, que l'œil sur l'objectif grossissant et trompeur!

II. — Un mot d'historique.

« *Aquæ condunt urbes.* »
(Vitruve.)

Les Romains, qui avaient fait de Nevers (*Noviodunum*) une importante cité, connurent et apprécièrent, évidemment, la station de *Pougues*, antérieurement fréquentée par les Gaulois ; les nombreuses antiquités gallo-romaines récoltées aux alentours de la source **Saint-Léger** constituent les lettres de noblesse de la nymphe pougoise. Pendant le Moyen-Age, le peuple nivernais entoura la précieuse station hydro-minérale de sa vénération : il avait coutume d'y faire des *neuvaines*, c'est-à-dire des cures de neuf jours, en remplaçant le théâtre et le casino par des offrandes aux saints Léger et Marcel.

Ce fut sur les conseils du chirurgien Pigray et du médecin François Miron qu'Henri II, Henri III et Catherine de Médicis, atteints, tous trois, de coliques néphrétiques, commencèrent la réputation scientifique de la station par des cures célèbres couronnées de succès. Dès 1584, Jean Pidoux déclare, d'ailleurs, *Pougues* très fréquentée par les hydropiques et les anémiques de son temps ; le savant médecin du roi, doyen de la Faculté de Poitiers, a consacré aux « Fontaynes de Pougues en Nyvernois » plusieurs « traictés et discours » dont le retentissement fut grand et dont les éditions furent nombreuses. Après Pidoux, Antoine du Fouilhoux (1592), les de Massac (1597-1602), La Framboisière, Jean Ban (1605), Brisson, A. Courrade, Raulin, puis Costel, Le Roy et Hassenfratz, au xviiie siècle, publièrent quantité d'observations (recueillies surtout sur les calculeux, goutteux et dyspeptiques), qui devaient entraîner la conviction de leurs contemporains et servir à édifier, plus tard, la clinique de la station.

Un édit de Louis XIII, en date du 26 août 1632, commande au surintendant général Bouvard de faire transporter, soigneusement, l'eau de **Saint-Léger** en bouteilles cachetées, afin « qu'estant portées fidèlement, malades pussent jouyr des dons et grâces spéciales que Dieu a départies à ces eaux ». En 1670, une lettre patente de Louis XIV autorise, officiellement, l'exploitation thermale; en 1745, un arrêt du Conseil du roi règle, de nouveau, le transport de **Saint-Léger.** En 1860, un décret impérial déclare cette source « d'utilité publique ». Les grandes Expositions de 1878 et 1889 complètent l'apothéose, en la classant, seule, hors concours, après obtention des plus hautes récompenses antérieures. Enfin, deux décrets ministériels successifs (1890, 1892) fixent et étendent le périmètre protecteur d'une source si merveilleusement dotée par la nature, que tout forage ou travail intempestif, capables de lui porter dommage, deviendraient un crime de lèse-thérapeutique, je puis même dire un *meurtre*, car l'eau minérale est un être animé et vivant.

Parmi les clients célèbres dont l'histoire fait mention comme ayant bénéficié des vertus salutaires de la source **Saint-Léger,** il me suffira de citer : Henri II, Henri III, Henri IV, Louis XIII et Louis XIV, Gaston d'Orléans, le prince de Conti, le cardinal de Retz, le duc de Mayenne, Adam Billaut, J.-J. Rousseau, etc., etc., et, du côté du beau sexe : Mesdames de Fontanges, de la Vallière, de Gonzague, de Montespan, de Longueville, les princesses Victoire et Adélaïde de France, etc...

Je ne saurais, dans cet opuscule voué à la clinique, m'étendre (on le conçoit) sur l'histoire anecdotique d'une station aussi anciennement réputée. Je renvoie simplement les curieux du passé aux publications, fort bien faites, des Drs Janicot et Rodet.

Depuis que Raulin (1769) commença à grouper scientifiquement les observations de guérisons réalisées à *Pougues*, chaque année a vu naître de nombreux écrits médicaux sur la station. Alibert (1825) fait un grand éloge de l'eau de **Saint-Léger,** qui ranime, dit-il, les voies digestives et exalte la nutrition. Andral, Trousseau, Velpeau, Bazin, Bouchardat, Guénéau de Mussy, Gubler, G. Sée, Guyon et quantité d'autres illustrations ou notabilités médicales du xixe siècle (dont on trouvera, en appendice, quelques-unes des références) ont, unanimement, corroboré les éloges décernés par leurs devanciers, et forcé ainsi l'opinion scientifique, qu'ils dirigent, à contribuer à la vogue, toujours croissante, de la célèbre station nivernaise.

III. — Effets généraux de la cure aux Eaux de Pougues.

> « Les eaux de Saint-Léger sont « les seules qui combattent efficacement les altérations de la digestion, de la sécrétion urinaire et de la perspiration cutanée. Elles agissent en régularisant les grandes fonctions qui constituent l'acte capital de la nutrition » (TROUSSEAU, *Clinique de l'Hôtel-Dieu*, III.)

Dans les pages qui vont suivre, je vais m'efforcer, non pas d'étendre les indications de *Pougues*, au point d'en faire éclater (comme on l'a fait, parfois) le cadre nosologique, mais au contraire de restreindre et de préciser lesdites indications, ce qui est une méthode beaucoup plus conforme aux véritables intérêts d'une eau minérale.

Aigrelette et piquante, aisée à ingérer et facile à digérer, l'eau de **Saint-Léger** est prise de préférence, le matin à jeun, par verrées ou par demi-verrées, pendant une heure ou deux, à doses variables, d'ailleurs, selon les indications. La promenade et le bain augmentent (comme cela est la règle) les effets éliminateurs de l'eau prise en boisson et corse les modifications fonctionnelles qui en dérivent. Très agréable au palais, l'eau de **Saint-Léger** ne cause aucune sensation de gonflement épigastrique, mais titille, au contraire, agréablement la muqueuse digestive, lorsqu'on en règle, médicinalement, les doses et le mode d'ingestion. Mal prise ou prise en excès, elle peut déterminer de l'embarras gastrique, de la fièvre, de l'insomnie, de l'agitation, ce qui est toujours le fait de toute eau un peu active. La tolérance hydro-minérale (il est bon de le répéter) ne s'établit que progressivement; sous peine de rapides phénomènes de *saturation*, on doit débuter par les petites doses, surtout lorsqu'on a affaire à des diathésiques, dont les fonctions gastro-intestinales se pervertissent aisément et dont la circulation générale est prompte à s'émouvoir. La balnéation bien dirigée apaise, du reste, en général, la plupart des symptômes d'excitation organique, sollicités par les eaux, et restitue, dans leur intégrité, le régulier fonctionnement des actes vitaux.

C'est à la région *sous-diaphragmatique*, hypocondres et bas-ventre surtout, que se limite l'action excitante, si salutaire, de la cure pougoise; cette action est à peu près à son *summum* vers le quinzième jour du traitement. Il est bon, à ce moment, de surveiller plus attentivement son malade et d'insister pour qu'il ne s'écarte point des doses et du régime prescrits.

Essayons, maintenant, de résumer la physiologie de la cure. Arrivé dans l'estomac, le bicarbonate calcique laisse, au contact du suc gastrique, dégager, à l'état naissant, son gaz acide carbonique, dont l'action est si bonne aux *processus* digestifs; le sel de chaux, absorbé ensuite dans l'intestin grêle, ira reconstituer la charpente osseuse, la cellule nerveuse et la trame musculaire. D'après les expériences, très rigoureuses, du docteur BOVET, l'eau de **Saint-Léger**, à petites doses (500 gr. et moins) stimulera le tube digestif et invigorera la nutrition; à doses moyennes (1,000 à 1,200 gr.), elle amènera, dans la composition du sang et des sécrétions, des modifications plus remarquables; à hautes doses (1,500 gr. et plus), elle stimulera les reins et l'intestin et sera laxative et fortement diurétique.

L'analyse des urines d'un sujet soumis au régime des eaux de *Pougues* décèle une notable augmentation de l'urée émise; il faut en conclure à l'augmentation des *oxydations* (fonte de la polysarcie, résolution des tophus); de plus, les phosphates urinaires, fortement diminués, nous apparaissent conservés et retenus dans les organes, où ils peuvent exercer leur influence nutritive incontestée, sans se gaspiller sans profit pour l'économie.

Grâce à sa magnésie, **Saint-Léger** a l'avantage de ne jamais constiper. La petite quantité d'iode (Mialhe), si utile dans les eaux (Chatin), ne peut que contribuer à son pouvoir *eutrophique;* il en est de même de l'arsenic. D'ailleurs, **Saint-Léger** est réputée, depuis Jean Banc, pour ses propriétés stomachiques et antiseptiques, dont l'influence (disait le vieil auteur, qui connaissait déjà l'*auto-intoxication*), dont l'influence « s'estend aux mygraines et aultres douleurs, céphalées et vertiges, causés par l'impureté du ventricülle ». Observons, toutefois, à propos des vertiges, que l'acide carbonique, contenu en abondance dans l'eau minérale, peut déterminer, parfois, chez les buveurs, un peu de lourdeur de tête et quelques étourdissements : phénomènes d'ébriété plus passagers encore que ceux produits, parfois, par une coupe de champagne...

Il est curieux de voir combien les anciens médecins, fidèles interprètes de la nature, avaient pressenti l'action de **Saint-Léger** sur le système viscéral. Je citerai seulement ce passage du livre de La Framboisière (1608) sur les eaux de *Pougues :* « Elles désobstruent le foye, la ratte, parce qu'elles désopilent les entrailles et évacuent humeurs mélancholieuses ou flegmatiques, suffoquant la chaleur naturelle du foye et l'empeschant de sanguifier. » Toute théorie mise à part, il est certain que le foie, la rate et le pancréas sont prodigieusement impressionnés par la cure de **Saint-Léger;** les fonctions viscérales sont accrues, la vascularisation porte est régularisée : l'ischurie bénéficie de l'hypersécrétion urinaire causée (LEBRET); tout cela, au grand profit de la circulation générale.

Grâce à sa composition, si étrangement pondérée, **Saint-Léger** constitue *une variété clinique à part* : c'est une eau alcaline calcique et martiale, c'est-à-dire reconstituante. Elle offre, au total, toutes les indications des eaux alcalines, sans aucune de leurs contre-indications. Elle facilite toutes les sécrétions, sauf précisément celle dont la rétention contribue à l'assimilation générale, je veux dire celle des phosphates. Le célèbre PETREQUIN avait donc raison de dire qu'aucune eau, même dans l'ordre calcique magnésien, ne saurait être opposée à *Pougues* : car les effets de la cure pougoise sont, en somme, franchement analeptiques, cardiosthéniques et sédatifs du système nerveux. Que peut-on désirer de plus ?

L'action des bains contribue à renforcer ce pouvoir, si salutaire de l'eau ingérée. L'eau de *Pougues*, appliquée sur la peau, dissout les enduits sébacés ; crée, par son acide carbonique, sur les extrémités nerveuses, des réflexes dynamogéniques, qui se traduisent, au total, par les réactions les plus utiles pour vaincre la neurasthénie et l'atonie circulatoire, ainsi que les troubles nutritifs multiples qui se réclament de la révulsion tégumentaire. Les récents travaux du Dr ALLOT prouvent, d'ailleurs, que les bains hydro-minéraux font naître des courants électriques beaucoup plus intenses que les bains d'eau ordinaire : ce qui nous rend compte de certains phénomènes d'excitation produits par les pratiques balnéaires usitées à *Pougues*.

Sauf les bains de piscine, ordinairement courts, les bains de *Pougues* sont pris, à 32°, pendant 35 minutes ; ils sont suivis d'excitation cutanée fort sensible et d'une diurèse des plus marquées, probablement due à un certain degré d'absorption, par la peau, des divers principes, alcalins et autres renfermés dans la source *Saint-Marcel*.

D'après les observations d'un médecin expérimenté de la station, lorsqu'on a recours à la médication dissolvante et sécrétoire par les eaux de *Pougues*, les deux traitements, interne et externe, peuvent être simultanés; au contraire, s'il s'agit d'une cure tonique, eupeptique, laxative, l'ingestion des eaux devra précéder, d'une heure ou deux, les pratiques balnéaires. Je laisse au savant praticien la responsabilité de ces assertions : car je ne crois pas (pour parler franc) qu'elles aient une bien grande importance pratique.

L'hydrothérapie proprement dite est supérieurement installée à *Pougues*, comme il convenait, n'est-ce pas ? à une station qui a compté, parmi ses premiers médecins de l'ère moderne, l'illustre Jean Pidoux, auquel incombe l'honneur d'avoir ressuscité la douche, disparue depuis le médecin d'Auguste, Antonius Musa. Tout l'arsenal contemporain, si varié, des douches en lance, jet, pluie, éventail, cercle ; et cela, avec les gammes thermiques désirables ; les douches vaginales, pour les affections utérines et les douches ascendantes (si particulièrement énergiques, à *Pougues*, contre la constipation et les obstructions hépatospléniques) se trouvent réunis dans le coquet établissement du parc. Je ne dirai rien ici de l'action de la douche générale, qui est à peu près celle de toute hydrothérapie froide : toutefois le gaz acide carbonique y semble stimuler, beaucoup plus promptement, l'irritation motrice et réveiller le système nerveux, languissant ou épuisé. Quant à la réaction, elle s'opère aussi beaucoup plus rapide et complète qu'avec l'eau froide ordinaire.

Quelles sont les *contre-indications* de la cure pougoise ? Je les résumerai en les libellant ainsi :

toutes les maladies aiguës, les tuberculoses congestives, les dégénérescences organiques anciennes, les névroses convulsivantes, les paralysies de date récente, les affections organiques du cœur et des gros vaisseaux, constituent des contre-indications formelles. A leurs côtés. signalons aussi les maladies qu'il vaut mieux envoyer ailleurs qu'à *Pougues.* Ce sont : toutes les affections pulmonaires (sauf quelques cas d'asthme à origine gastrique ou gastro-hépathique) ; les dermatoses, le rhumatisme chronique, la syphilis.

IV. — *Affections de l'estomac et des voies digestives.*

« C'est chose admirable comme
« Pougues apaise les douleurs les
« plus invétérées du ventricule,
« guérit la nausée, le vomisse-
« ment, le hauquet, le dégouste-
« ment, le voulime, l'appétit
« canin, la coction dépravée et
« les plus fascheuses et rebelles
« cruditez. »

(Jean Banc. — *La Mémoire, etc. 1605 ff. 4.*)

Nous avons déjà vu comment les voies digestives obtiennent, par l'ingestion de l'eau de **Saint-Léger,** un bien-être immédiat et caractérisé surtout par le réveil fonctionnel. Pour cela, il faut « y aller » à doses progressives et éviter de *noyer*, pour ainsi dire, d'eau minérale un estomac malade, surtout lorsque l'ectasie de ses parois ou l'hypochlorhydrie de ses sécrétions le rendent intolérant : de petites doses, fractionnées, mettront normalement en jeu ses fonctions physiologiques. En effet (comme l'a très nettement observé le professeur Peter), l'eau de *Pougues* agit surtout en imprimant à l'économie une modalité en vertu de laquelle, les sécrétions gastriques étant régularisées, les sucs de l'estomac réapparaissent avec leur chimisme normal et leurs qualités peptogènes bien équilibrées. En dehors de cette action chimique, **Saint-Léger** possède, sur la musculature de l'estomac, un pouvoir doucement excitant : ce qui nous explique pourquoi Grisolle et Jaccoud (pour ne citer que ces deux éminents pathologistes), conseillent cette source dans les gastrites anciennes avec dilatation, les dyspepsies excitables, les gastro-entéralgies nerveuses, etc.

Sous son influence, on assiste au développement progressivement régulier de l'appétence, même chez les tuberculeux et chez les sujets anorexiques au plus haut degré, par cachexie : on a recours chez ces malades, à l'eau transportée, qui donne (ainsi que je le dirai plus loin), des résultats sensiblement comparables à ceux de la cure sur place. Grâce au pouvoir anesthésique et sédatif de l'acide carbonique libre et combiné, les vomissements s'arrêtent, les crampes gastralgiques, les nausées, le pyrosis et autres symptômes pénibles de la dyspepsie s'atténuent visiblement. Enfin, par l'action des sels calciques et ferrugineux, s'exerce sur toute l'économie, une puissance de « remontement », qui met en fuite l'anémie, compagne inséparable de toute gastropathie un peu ancienne. Le bicarbonate de chaux, surtout, est très efficace contre la pesanteur épigastrique, les éructations acides, la paresse digestive et principalement l'élément douloureux et névralgique. Pour DURAND-FARDEL, la gastralgie constitue même la meilleure appropriation de *Pougues*, essentiellement sédative de par ses sels calcaires, qui raniment et équilibrent souverainement les forces digestives.

L'un des anciens inspecteurs de la station, excellent clinicien, le docteur DE CROZANT (1846), recommandait **Saint-Léger** dans la dyspepsie pituiteuse ou embarras gastrique chronique (ce qu'on nomme aujourd'hui le *catarrhe* de l'estomac). Il est certain que rien, dans ces cas, n'est meilleur que la médication calcaire et magnésienne, même pharmaceutique. Or, l'on sait que la chimie de la nature n'est pas inférieure (au contraire !) à celle des laboratoires !

Le grand avantage des eaux de *Pougues* sur les autres eaux digestives, c'est qu'elle restitue aux fibres musculaires lisses leur contractilité parésiée, au lieu d'appeler sur elles l'atonie et l'asthénie.

comme le font bien souvent les eaux bicarbonatées sodiques, trop chargées pour faire le bonheur d'un tube digestif *minoris resistentiæ*.

Dans les dyspepsies anciennes, la consomption nutritive (*phtisie gastrique* de Brinton) qui prépare le diabète, la tuberculose et le mal de Bright, se trouve promptement enrayée par la profonde modification apportée aux fonctions nutritives corroborées. C'est le seul fortifiant, le seul tonique supporté par certains malades. Il n'y a guère que les lésions organiques de l'estomac qui ne sauraient en retirer un bénéfice constant : et encore, lorsque les néoplasies cancéreuses siègent en dehors de la région pylorique, on peut espérer, parfois, de la médication hydro-minérale des améliorations tangibles et des rémissions d'une certaine durée. C'est, du moins, l'opinion du docteur Logerais, avec nombre d'observations à l'appui.

En somme, *Pougues* est surtout indiqué : dans les dyspepsies simples ou flatulentes, les gastropathies goutteuses et arthritiques (Dieulafoy) ; dans la gastrite ectasique, causée par les excès de table, les vices alimentaires, les maladies aiguës diverses ; dans la dyspepsie acide, où la chaux absorbe et neutralise les produits des fermentations anormales ; dans le catarrhe gastrique des buveurs et des fumeurs, etc., etc. Le docteur Gallard, médecin de l'Hôtel-Dieu, a rapporté aussi diverses observations, dans lesquelles l'eau de *Pougues*, prise à la source ou à domicile, a fait merveille pour hâter la cicatrisation d'ulcères de l'estomac et accentuer les bons effets du régime lacté : Gallard préfère, avec raison, **Saint-Léger** aux eaux sodiques, dans ces cas, parce qu'elle ne fluidifie point un sang déjà hydrémié, et qu'elle contribue plutôt à la pléthore globulaire, doublement utile aux ulcéreux de l'estomac.

Dans les vertiges stomacaux, j'ai fréquemment

éprouvé les bons effets de l'eau de *Pougues*, même lorsqu'il s'agit de traiter ces états, rebelles et pseudo-angoreux, des neurasthéniques dyspeptiques, que je considère comme liés à une sorte de névralgie des plexus nerveux gastriques. DURAND-FARDEL, TROUSSEAU et GUBLER préfèrent, d'ailleurs, dans ces cas, **Saint-Léger** aux eaux sodiques, qui redoublent plutôt l'angoisse et les souffrances des malades. BOUCHUT a montré, dans un remarquable travail, les effets héroïques de la belle source pougoise, lorsque les troubles digestifs sont compliqués d'atonie, d'hypocondrie et de nervosisme. Un autre pédiâtre bien connu, M. JULES SIMON, fait grand cas de l'eau de **Saint-Léger** contre les états gastro-hépatiques du jeune âge.

Dans la majeure partie des observations que j'ai lues, ou faites personnellement, la cure de *Pougues* semble agir surtout en ramenant, momentanément, à l'état subaigu, un grand nombre d'états gastrorrhéiques permanents et de dyspepsies torpides, dont la guérison s'opère, ensuite, de façon aisée et naturelle, par les lois de la médication substitutive. Récemment, un médecin de Pougues, appuyé sur un chiffre respectable d'analyses du suc gastrique, conclut que **Saint-Léger** est surtout indiqué dans l'hypochlorhydrie et l'apepsie, c'est-à-dire toutes les fois qu'on veut remédier à des peptonisations imparfaites ou défectueuses. Il est certain que la cure de *Pougues* arrête promptement les fermentations acéto-butyriques, d'où proviennent en majeure partie les souffrances de la dyspepsie ; il est probable aussi qu'elle sait enrayer l'atrophie des glandes à pepsine, ultime complication des gastropathies chroniques négligées.

Pougues s'applique également aux dyspepsies intestinales, diarrhées chroniques, entérites et dysenteries tropicales. Non seulement sa puissance curative s'opère, à la faveur d'une amélioration de la digestion stomacale et du fonctionnement hépatique : mais encore **Saint-Léger** possède, par sa chaux et sa magnésie principalement, une action *intestinale directe*. C'est pourquoi, dans l'entéro-colite pseudo-membraneuse, affection si réfractaire à la thérapeutique habituelle, nous voyons Germain Sée préférer, à bon droit, les eaux carbonatées calcaires et préconiser *Pougues* en première ligne. Sous son influence salutaire, on voit, en effet, disparaître rapidement, des selles les rubans blanchâtres et membraneux, sans que l'on ait à redouter aucunement la coprostase, capable de masquer, parfois, d'insidieuses ulcérations. Dans les gastro-entérites qui succèdent à la fièvre typhoïde, à la rougeole, au choléra, aux dysenteries aiguës ; dans les diarrhées de Cochinchine, avec coliques et météorisme rebelles, on peut avoir, en toute certitude, recours à la bienfaisante action de **Saint-Léger**, qui, par sa silice et ses carbonates calcaires et magnésiens, joue un rôle absorbant et cicatrisant, tandis que l'acide carbonique remplit surtout la mission antiseptique et sédative.

En résumé, « et sans secousse critique » (Rotureau), nous voyons que l'eau de *Pougues* influence d'une manière bienfaisante la pathologie des voies digestives proprement dites. Elles sont toujours ce que les appelait Jean Banc, en 1603 : « les premières potables médicamenteuses. »

V. — *Affections du système hépatique.*

« ... Pougues, tu feras voye au travers de ces lieux
« Où s'amassent, en un, les flegmes qui, glueux,
« Font le foye éloupant et font la rate enflée. »
(Dr Massac, 1605.)

Depuis longtemps, la station de *Pougues* compte, parmi ses clients les plus fidèles, les étrangers et les coloniaux, principalement des sujets espagnols, portugais, sud-américains et des colons africains ou asiatiques. Ils y viennent, ordinairement, pour guérir de symptômes hépatiques, d'origine ethnique ou climatique, et y laissent (il faut bien le dire), après une ou deux saisons, leurs flux bilieux anciens et leurs obstructions abdominales plus ou moins prononcées.

Tous les observateurs ont remarqué le pouvoir notable de la source **Saint-Léger** pour enrayer les poussées congestives du foie et éloigner l'ascite qui plane, menaçante, sur tous les hépatiques confirmés. Cette source a, véritablement, une *action élective sur le foie*, cet important organe chargé d'arrêter, de transformer, d'éliminer les poisons organiques ou minéraux; le foie, que la science moderne se plaît à considérer comme la glande protectrice par excellence de la vie cellulaire et régulatrice des fermentations organiques, justifiant ainsi cet apophthegme de la médecine antique : *in hepate, imprimis reperitur labes.* Il est en effet avéré, aujourd'hui, que l'intégrité du parenchyme hépatique est la nécessité inséparable d'une bonne santé générale. Aussi, lorsqu'on peut redouter un état irritatif de la région hépatique, il faut toujours s'adresser d'abord à *Pougues* et répudier (ce qu'on ne fait point généralement) les eaux alcalines sodiques, capables d'exagérer, parfois dangereusement, les symptômes phlegmasiques, au début du moins.

Si nous nous référons aux célèbres expériences de Claude Bernard, nous voyons que l'eau de *Pougues* traverse rapidement le foie, en résolvant l'engorgement de ses cellules, principalement parce qu'elle assure la diffluence de la fibrine, en diminuant la plasticité des exsudats interstitiels ; car l'hypérinose favorise l'inopexie. Or, le triomphe des alcalins est surtout de dissiper l'hypérinose : physiologiquement et sans danger, lorsqu'il s'agit des bicarbonates calciques; médicalement, et avec possibilité d'irritation et certitude de débilitation, dès qu'il s'agit des eaux bicarbonates sodiques.

L'action décongestive et désobstruante de *Pougues* se révèle surtout dans les engorgements hépatospléniques, d'origine palustre ou tropicale ; dans les congestions, de nature goutteuse ou arthritique ; dans les obstructions hépatiques, qui apparaissent au cours du diabète sucré ou à l'occasion de la ménopause. Les malades sentent, d'abord, la disparition de leurs sensations pesantes à l'épigastre et à l'hypocondre droit : l'endolorissement scapulaire du même côté n'est plus ressenti par eux. La teinte ictérique de leurs téguments diminue, en même temps que cesse le prurit et que s'active le pouls. Les selles se recolorent et les urines quittent leur teinte acajou pour redevenir jaune-pâles.

La cure pougoise s'applique fort bien à la cirrhose dans ses deux premières périodes. Elle a raison de ces inquiétantes épistaxis à répétition, que Galien reconnaissait déjà, de son temps, comme liées à l'état du foie. Mais c'est surtout pour empêcher le ralentissement du cours de la bile et l'épaississement de cette humeur excrémento-récrémentitielle, qu'il faut avoir recours aux eaux de **Saint-Léger**. C'est dire qu'elles sont souveraines pour éliminer les concrétions et calculs biliaires et pour dissoudre, dans la vésicule du fiel, la gravelle hépatique non encore organisée en calculs. Lorsqu'on veut accroître la sécrétion de la bile, il ne faut pas craindre de recourir aux hautes doses de ce liquide « de **Saint-Léger,** si légier aux hypocondres » (JEAN PIDOUX). Voici quels sont ses avantages les plus éclatants pour les cliniciens : pendant que l'emploi des eaux de Vichy nécessite, pour ne point nuire, une complète intermission des crises hépatiques, l'eau de *Pougues* peut-être ingérée sans danger aucun. Les calculeux du foie y trouvent, en même temps, remède curatif et préventif. En effet, la saponification des matières grasses du sang par les sels de chaux préviendra la formation de la cholestérine, pendant que les mucus englobant les cholélithes existant, seront dissous et que l'acide carbonique, galvanisateur des fibres lisses du cholédoque, favorisera leur pérégrination et leur entraînement définitif au dehors.

La cure de *Pougues*, faite d'abord sur place puis continuée à domicile durant quelque temps, a l'immense avantage d'empêcher l'atrophie du foie de succéder aux attaques répétées de lithiase biliaire. Les éliminations calculeuses se feront jour, douces et peu douloureuses, sans crainte de ces redoutables complications des accès mal traités : l'angiocholite infectieuse et la pyléphlébite suppurative ou oblitérante.

L'eau de *Pougues* nous a paru aussi (dans deux observations qui nous sont personnelles), très favorable au bon fonctionnement du pancréas et à la suppression des selles graisseuses ou chyleuses. Il faudra donc les conseiller, de préférence, toutes les fois que l'on pensera avoir affaire à ces variétés, si graves, de diabète maigre, légitimement rattachées par LANCEREAUX à une dégénérescence pancréatique.

En résumé, je ne puis que répéter, après les vieux praticiens royaux du Nivernais : « a toutes obstructions du ventre, ces eaux sont singulières ! »

VI. — Affections des voies urinaires.

... « Pougues fera fuir des corps la pierre dure,
« Et du rein, les cailloux par un long temps durcis,
« Ou les rongeant, sortir, les graviers éclaircis. »
(Raymond de Massac, 1559.)

D'après tous les cliniciens qui ont étudié la médication pougoise, **Saint-Léger** rend de grands services dans la gravelle urinaire, surtout lorsqu'elle s'accompagne d'irritabilité catarrhale du rein et de pyélonéphrite douloureuse. Leurs vertus sont, ici encore, essentiellement décongestives, sédatives et toniques. C'est, d'ailleurs, par Henri III et Catherine de Médicis, allant demander à **Saint-Léger** *de leur ôter leur disposition lapidificque*, que s'ouvre l'ère de renommée, si brillante, de la station nivernaise. C'est que (ainsi que Lécorché l'a dit excellemment), *Pougues* ne se borne pas, comme tant d'autres eaux minérales, à éliminer la gravelle existante : ses eaux atteignent, directement, la maladie, dans ses racines organiques les plus profondes, qui sont la dyspepsie habituelle et la dyscrasie arthritique.

Le professeur Gubler a, le premier, exposé comment l'eau de **Saint-Léger** présentait une appropriation particulière aux cas de gravelle ou de coliques néphrétiques, accompagnés d'irritation rénale. Mallez, ensuite, qui les prescrivait, à hautes doses, dans les blennorrhées, cystites du col, pyélites simples, pyélo-néphrites, etc., insiste, avec raison, sur ce fait, que les eaux de *Pougues* n'agissent point par leur quantité, à la faveur d'un simple lavage ou lessivage des reins. Cette action est utile, à la vérité, mais elle n'est qu'accessoire, si on la compare à l'action chimique et dynamique réalisée,

Sédative dans les ischuries par spasme uréthro-vésical ; résolutive des engorgements prostatiques, **Saint-Léger** est merveilleuse contre la cystite rhumatismale à répétition, avec émission de magma glaireux, atonie des muscles lisses et stagnation urinaire habituelles. Dans les phlegmasies chroniques de la muqueuse des calices et du bassinet, son usage supprime les douleurs lombaires les plus fixes, modère l'état catarrhal et inflammatoire et fait taire la contracture du plan musculaire. Durand-Fardel insiste sur cette qualité, anti-phlogistique, de **Saint-Léger**, en disant qu'elle est plus efficace dans la cystite que dans le catarrhe vésical chronique, qui, tous deux, se trouvent mal, d'ailleurs, des eaux à minéralisation alcaline-sodique, irritantes pour l'affection locale et débilitantes pour l'économie générale. « **Saint-Léger**, dit Pidoux, rafraîchit et conforte les reins. »

Non seulement la cure hydro-minérale est des plus capables d'expulser et de dissoudre les petits calculs et de les empêcher de grossir s'ils sont difficiles à faire rendre ; mais encore et surtout, elle met obstacle (par ses propriétés chimiques et par la diurèse qu'elle sollicite), à la formation de nouvelles concrétions réno-vésicales. Leroy d'Étiolles n'affirme-t-il pas qu'aucune autre eau minérale ne rend plus limpides les urines et n'exerce, sur la disposition calculeuse, une action plus avérée et plus durable ?

Nous possédons, par conséquent, dans l'eau de *Pougues*, à la fois une thérapeutique d'expédient et une médication diathésique de première valeur. Une trentaine de jours, passés annuellement dans cette station, et l'usage, fréquemment repris, de l'eau transportée, empêcheront toute récidive et constitueront le meilleur libellé de traitement des urinaires. Parfois (ordinairement vers le dixième ou douzième jour de la cure intensive), on verra apparaître, chez les catarrheux de la vessie, un petit état subaigu; malade ni médecin ne s'inquièteront de cette exaspération momentanée, qui (ainsi que le proclame justement C. James), est « le propre des eaux actives » et la messagère d'un mieux rapide ou d'une guérison définitive.

Le médecin-inspecteur Logerais a publié une quarantaine d'observations de catarrhe vésical plus ou moins ancien et rebelle, dans lesquels, sans même forcer les doses, il obtint les résultats les plus salutaires : les malades quittaient, constamment, la station, avec des urines limpides, l'irritation réno-vésicale apaisée, le sang régénéré; et l'on constatait, chez eux, la disparition de cet état d'asthénie générale et locale et de ce *facies* terreux, particulier aux urinaires, reflet de l'appauvrissement et de la déchéance organiques (1).

Le docteur Félix Roubaud conseille vivement aussi l'usage des eaux de *Pougues* chez les spermatorrhéiques, avec atonie des organes générateurs, surtout lorsque cet état, assez commun chez des jeunes gens, s'accompagne et s'entretient par l'hypocondrie.

Somme toute, nous devons conclure que la dysurie, l'ischurie et la strangurie, la gravelle et les cystites sont, au premier chef, comme le disait Jean Banc, « gibyer des eaux de *Pougues*. »

---

(1) Les bains de siège hydro-minéraux à eau courante sont de précieux adjuvants de la décongestion pelvienne, chez les urinaires traités à Pougues.

VII. — La Goutte, le Diabète, l'Uricémie.

« De nos communs excez la nature
[lassée,
« Dans ces lis grivelez trouve sa
[panacée. »
(J.-B. de Chaveruf, 1605.)

La source **Saint-Léger** est une solution alcaline calcique naturelle, qui transforme l'acide urique en urates solubles aisément éliminés, comme il est indispensable que le soient tous nos « excréments cellulaires » inutiles et dangereux. Or, chacun sait que de l'uricémie dérivent souvent la dyscrasie acide, l'arthritis, la goutte, le diabète, la gravelle, les eczémas, l'obésité, etc... Ce que *Pougues* offre de particulier, c'est que son pouvoir assimilateur et nutritif ne contrecarre aucunement son activité décongestive et éliminatrice, si précieuse pour les arthritiques éréthiques et uricémiques.

Nous avons vu, d'ailleurs, que, toutes les fois que les reins sont disposés aux manifestations congestives, il faut se méfier des alcalines fortes. Il en est de même dans les phosphaturies, si l'on ne veut accentuer la débilité préexistante. Quant à la goutte proprement dite, il est certain que sa forme sthénique ne contre-indique point du tout l'emploi de l'eau de **Saint-Léger**, tandis que sa forme asthénique contre-indique entièrement les sources vichyssoises. Concluez.

L'action de la lithine et celle du silicate de soude ne sont point, ici, quantités négligeables, lorsqu'on vise à diminuer l'acide urique du sang et à empêcher les dépôts d'urate sodique dans les tissus et les viscères (foie, reins).

Aussi, voit-on, sous l'influence d'une cure à *Pou-*

gues, se transformer et s'éliminer, sous les formes les plus solubles et les moins offensives (eau, urée, etc.) tous les produits d'imparfaite combustion, véritables fumerons d'un fourneau organique à tirage insuffisant ! Les selles, rares et mal rendues, se régularisent ; la miction, toujours gênée, abonde, transparente et sans dépôt. Trousseau, Hardy et Desnos, avec tous les cliniciens, recommandent, pour cette raison l'eau de **Saint-Léger**, lorsqu'on désire obtenir, dans les symptômes uricémiques, une modification énergique et de longue durée (*permanente*, même, si l'on en croit Rotureau). Il est certain que toutes les fois que l'alcalinothérapie devra être poursuivie longuement, c'est cette source qui nous offrira la plus grande sécurité. Lorsque les manifestations arthritiques ont dépouillé l'acuité et que l'hypoglobulie dyscrasique commence, déjà, à dominer la scène morbide, il faut, suivant le précepte, fort sage, de Lécorché, recourir à l'eau de *Pougues*, comme eau de régime, pour exalter le fonctionnement gastrique, assurer l'assimilation et donner aux globules rouges leur aliment minéral naturel.

Redresser le vice nutritif, n'est-ce pas élaguer les frondaisons diathésiques ? n'est-ce point couper les racines de l'arbre arthritique et empêcher, ainsi, le retour offensif des manifestations protéiformes d'un état général *totiùs substantiæ ?* Ce sont surtout les viscéralgies rhumatoïdes et les engorgements arthritiques du foie et de la rate qui seront influencés par la cure pougoise. Quissac y ajoute les névralgies faciales et sciatiques de nature goutteuse ; Barth l'affaiblissement nerveux des vieux arthritiques. Lebert remarque, d'ailleurs, que la présence de l'acide carbonique libre produit, chez les torpides, une excitation trophique efficace, et agit même assez fréquemment comme diaphorétique interne.

Quels résultats tire-t-on de la cure de *Pougues*, dans les nodosités tophiques dues à la goutte erratique vulgaire ? Nous savons que l'eau de **Saint-Léger** favorise l'oxydation des albuminoïdes, réprime la condition saburrale des voies digestives, où la diathèse urique puise ses forces et facilite l'élimination de toutes les scories dangereuses du « milieu intérieur ». Grâce à ces crises éliminatrices, les formes les plus sthéniques de la goutte se trouvent modifiées : le mouvement de réparation osmotique, opéré dans nos humeurs, entraîne la résorption des produits tophacés, qui consistent surtout en urates peu solubles. Et cela, sans affaiblissement organique ; tout au contraire, avec une hyperstimulation dans l'ensemble des *processus* nutritifs. Rien à craindre, par conséquent, de ces hypoglobulies, guettant le buveur aux eaux alcalines fortes, quoique, à coup sûr, une grande partie des effets antigoutteux de l'eau de *Pougues* soit due à ses sels alcalins, qui viennent saturer l'anormale acidité de l'organisme, envisagée, avec raison, depuis Boerhaave, comme la cause prochaine d'un grand nombre de nos maux. « L'humanité tourne à l'aigre, disait Marchal (de Calvi) : la grande diathèse humaine est l'*acidisme !* »

Aussi, voit-on, sous l'influence de **Saint-Léger**, prise au griffon, à jeun, ou transportée, aux repas, s'éteindre bientôt, suivant Lécorché, les douleurs d'estomac, les nausées, les chaleurs qui accompagnent la goutte. Parallèlement, les sédiments briquetés disparaissent des urines. Les vertiges goutteux (que l'on confond, à tort, avec le *vertigo a stomaco læso*) sont un peu plus longs à disparaître. Il en est de même du lichen et du prurigo uricémiques, qui dérivent, évidemment, de combustions organiques imparfaites et qui guérissent mieux à Royat ou à la Bourboule.

Toutefois, je suis d'avis de conseiller *Pougues* dans certains eczémas et pityriasis franchement goutteux et dans la furonculose, qui n'est, en somme, qu'une inflammation sébacée éliminatrice, reflet humoral cutané d'opérations digestives défectueuses et d'altérations intimes du chimisme sanguin. La médication alcaline reconstituante, bicarbonatée calcique, siliceuse et lithino-magnésienne, s'applique excellemment à la furonculose *rebelle*...

L'action trophique et anti-arthritique de **Saint-Léger** explique ses succès célèbres dans le traitement de l'obésité, prototype de la nutriti retardante, du mal résultant d'un *tirage* insuffisant, de combustions imparfaites. Le professeur Sée, frappé de l'accroissement des oxydations, sous l'influence des eaux de *Pougues*, les a surnommées d'un mot qui dit tout : elles sont, dit-il, *anti-graisseuses*. Sous leur influence, on assiste, d'abord, à la diminution de la polysarcie abdominale (*gastrophorie*), la plus désagréable pour les malades. Puis, à mesure que le tissu graisseux disparait les muscles deviennent plus apparents, et les fonctions organiques s'affirment plus vivantes et plus complètes. Cela n'a, pour nous, rien d'étonnant : l'expérience personnelle ne nous a-t-elle pas appris que les obèses sont, fréquemment, des décalcifiés et des hypoglobuliques ? En leur restituant la chaux et le fer qui leur font défaut, on excite la *restitutio ad integrum* des *processus* nutritifs.

Rollo et Willis préconisaient l'eau de chaux contre le diabète. De nos jours, Bouchardat, Trousseau, Jaccoud, Hardy, et tous les meilleurs cliniciens ont publié les cures de glycosuriques faites par la source **Saint-Léger**. Quand l'azoturie est un peu marquée, Lécorché place au premier rang des eaux minérales ces eaux bicarbonatées calcaires, eupeptiques et toniques par excellence. En raison même du fer et de la chaux y contenus, Hardy les déclare très supérieures aux bicarbonates sodiques. Leur principe arsénico-lithino-iodé est, d'ailleurs, par lui-même, réfrénateur de l'uroglycosie. Mais, pendant que l'action des alcalines fortes se traduit toujours, finalement, par l'hypoglobulisation (LÉCORCHÉ) désastreuse chez les malades affaiblis à la suite du diabète confirmé, *Pougues* est, au contraire, un *anti-diabétique tonique* qui enraye le travail de dissociation organique, fait, rapidement, disparaître la polyurie et la glycosurie, éteint la soif, arrête l'amaigrissement et produit un constant *retrait du foie* (LÉCORCHÉ) coïncidant avec la fin de la désassimilation du tissu à glycogène et le remontement évident de l'assimilation perturbée.

C'est pourquoi le professeur HARDY déclare que *Pougues* brille au premier rang des eaux anti-diabétiques. C'est aussi notre humble avis, développé dans la dernière édition du *Traitement du diabète* (1).

L'albuminurie, lorsqu'elle est nettement liée à la diathèse urique et lorsque le rein n'est point trop profondément dégénéré, justifie parfaitement l'emploi des eaux de *Pougues* : AUSTIN FLINT et SEMMOLA n'ont-ils pas démontré l'extrême importance de la rétention des phosphates, pour la cure du mal de Bright ? Or, c'est précisément la caractéristique physiologique de **Saint-Léger**. Aussi, le Dr VINTRAS, médecin des hôpitaux de Londres, préconise-t-il vivement cette source contre les formes d'albuminurie qui paraissent des manifestations ultimes de l'arthritisme, et qui (question climatique, autant qu'alimentaire, j'imagine) sont assez communes chez nos voisins d'outre-Manche.

---

(1) *Hygiène et traitement du diabète*, par le Dr Monin (3e édit.). — (Soc. d'Édit. scient., 1893.)

VIII. — Maladies de l'Enfance. Chloro-Anémie.

« Pougue, aigrelle douce eau, d'admirable puissance ».
(Bourbonat, 1603).

On trouve, comme je l'ai dit au début de cette étude, des conditions idéales d'aération et de bien-être, dans la station de *Pougues*, ainsi qu'une hydrothérapie supérieurement installée. Ce sont là de précieuses conditions de milieu, pour les enfants et pour les anémiques. Trousseau conseillait, même dans la première enfance, les eaux de **Saint-Léger** comme les seules alcalines reconstituantes et eutrophiques : il en fait grand cas dans les diarrhées infantiles, la dyspepsie acide et le muguet. Après lui, le Dr Mignot a prouvé que, dans l'athrepsie et la chétivité des jeunes enfants, on en obtenait des résultats constamment favorables et rapides. Les enfants adorent, du reste, cette eau mousseuse et rafraîchissante, et les annales médicales de *Pougues* sont remplies de belles cures pédiatriques.

Grâce à l'iode, à l'arsenic et à la chaux, la diathèse scrofuleuse est modifiée à *Pougues*, ainsi que les affections rachitiques provenant de la diminution des sels calcaires dans l'économie et entretenues par des désordres viscéraux habituels. Les rapports de Guérard, de Gillette, de de Crozant, concernant le service des Enfants-Assistés, sont fort éloquents à cet égard. Depuis 1847, les hospices du Nivernais, envoient, chaque année, à *Pougues*, une colonie de petits strumeux et de chroniques dont les traitements ordinaires n'ont pu améliorer la situation. Eh bien ! on ne saurait croire à quel point les résultats obtenus militent en faveur de cette excellente pratique. Des enfants bouffis et atoniques, qui transpirent le lymphatisme par tous les pores, les descendants d'herpétiques, d'arthritiques, de syphilitiques, dont les tares constitutionnelles réclament une métatrophie complète, sont ceux qui bénificient le mieux de la cure pougoise.

L'engorgement abdominal et la dyspepsie ne sont point rares dans l'enfance : ces états se caractérisent par de l'hypopepsie chlorotique, des alternatives de diarrhée et de constipation, de l'insomnie et de l'irritabilité nerveuse. Sous l'influence de *Pougues*, on voit la langue se nettoyer, l'appétit et les selles se régulariser. Les entérites anciennes, avec hypérémie hépatique, les troubles digestifs polycholiques se modifient promptement : c'est, du moins, l'opinion de TROUSSEAU, de BOUCHUT, de SIMON. Mais c'est surtout lorsqu'une atonie et une langueur générales, avec agitation facile, contre-indiquent les cures maritimes, qu'une saison à *Pougues* se trouve indiquée et produit un retentissement utile sur le délicat organisme de l'enfance. Près de 2 grammes de chaux assimilable ; le fer, le manganèse, l'iode, l'arsenic, à doses minimes : voilà ce qui justifie, pour le jeune âge, l'emploi de ce précieux médicament naturel. On y aura recours : dans l'incontinence d'urine dépendant d'une atonie vésicale ; dans la lassitude générale, avec névropathie ; la croissance difficile, qui réclame la médication calcaire ; l'étiolement chlorotique, etc., etc... Non seulement **Saint-Léger** régénère le sang en activant la transformation des pâles leucocytes en rutilantes hématies, mais elle est merveilleusement sédative des nerfs : comme le disait le vieux PIDOUX, « elles excitent gracieux dormir et rafraîchissent nerfs et cervelles. »

On voit peu d'eaux martiales de digestion facile : on n'en connaît guère, non plus, qui soient capables, en augmentant la richesse globulaire, d'accroître le coefficient d'oxydation organique. Les convalescents névropathes, dysménorrhéiques, arthritiques et lymphatiques torpides, qui sont en proie à tous les symptômes de la banqueroute globulaire, tolèrent assez mal les préparations ferrugineuses habituelles. Il leur faut un ensemble curatif poussant à la métamorphose des *hématoblastes*, globules embryonnaires, en hématies adultes et bien constituées. Nulle eau minérale ne remplira, plus que *Pougues*, ce programme. Dès 1584, les médecins observaient que le peuple qui boit l'eau de **Saint-Léger** la trouve savoureuse et déclare qu'elle « soustient davantaige que l'eau commune ». On voit, en effet, se dénouer à *Pougues* les situations morbides les plus compromises par la chloro-anémie : la langueur vitale, les bruits de souffle systoliques, le frémissement jugulaire, disparaissent après quelques semaines de cure par l'eau ferrugineuse acidule et calcique, qui donne à la nutrition un véritable coup de fouet et facilite, par son affinité, l'assimilation des nutriments à la masse du sang. La guérison des anémies (chose remarquable) s'y opère sans excitation congestive dangereuse : la reconstitution, règle générale, s'y manifeste doucement, chez les anémiques, lymphatiques, convalescents et épuisés de tous ordres.

Trousseau fait observer, d'ailleurs, que, de temps immémorial, Nivernais et Berrichons, atteints d'anémie palustre et de fièvres rebelles, venaient trouver à *Pougues* le remède à leurs accès chroniques, dépendant de l'intoxication tellurique. De Crozant a mis parfaitement en lumière ces effets remarquables de **Saint-Léger** dans les cachexies de l'impaludisme. Tous les organes lymphoïdes et hématopoïétiques en subissent la favorable influence. Les splénomégalies et les fièvres lentes rebelles à la quinine s'y trouvent rapidement soulagées.

IX. — Pougues en gynécologie.

« L'hydre féminine est combattue par la nymphe pougoise. »
(Augustin Courrade. — 1634.)

Dans son ouvrage, dont le titre nous sert d'épigraphe pour ce chapitre (et qui, pour l'époque, semble assez cliniquement scientifique), Augustin Courrade décrit sept maladies féminines, qu'il compare aux sept têtes de l'hydre de Lerne, dont les armes d'Hercule sont fournies, dit-il, par la nymphe pougoise. La science moderne a corroboré ces idées du vieux temps et publié un grand nombre de guérisons de ces affections utérines « qui font le tourment de tant de femmes ». Martineau et Chéron conseillent surtout *Pougues* dans les hystéropathies avec éréthisme nerveux ou inflammatoires, les ovarites, les métrites herpétiques et arthritiques. Ils vantent, surtout, son action sédative et reconstituante sur le muscle utérin ; sa valeur hors pair contre l'aménorrhée chlorotique, qui plonge dans la langueur tant de jeunes filles et les prédispose aux ictus congestifs du côté des poumons.

Dans la leucorrhée virginale, d'origine anémique et lymphatique (si fréquemment symptomatique d'engorgement utérin méconnu) ; dans le catarrhe vésical des femmes ; dans les dyspepsies, névralgies et palpitations de la chlorose, une cure à *Pougues* opère de véritables miracles. Cependant, chez les femmes enceintes, disons qu'il faut régler soigneusement les doses prescrites, sous peine de voir l'utérus s'émouvoir et se contracter prématurément.

L'impressionnabilité et les souffrances nerveuses, avec tendances lypothymiques, accompagnent un certain nombre de maladies féminines. La source

Saint-Léger calme fort bien ces symptômes par son bicarbonate de chaux, tonique du sang, des muscles et des os, sédatif des nerfs, qui lutte contre cet état d'équilibre instable et *d'irritable debility* si bien défini par les cliniciens anglais.

Dans les troubles gastriques des métrites et de la grossesse (vomissements *dits* incoercibles) et toutes les fois qu'un échange de mauvais procédés vient à s'établir entre l'estomac et l'utérus; dans les cas où l'anémie cérébrale et la neurasthénie deviennent les corollaires obligés des affections utérines; dans les vertiges, flatulences, pyrosis, etc...., *Pougues* réussit fort bien. C'est une eau *amie du ventre* (le siège social de ce monstre protéiforme que COURRADE appelait l'hydre féminine et que SYDENHAM nomme l'hystérie).

Les suites du traumatisme physiologique obstétrical trouvent dans la cure de *Pougues* un tonique normal, pour empêcher l'affaiblissement de la musculature utérine, tonifier les parties molles du bassin; favoriser l'involution et la régression normales de la matrice; triompher des déviations de cet organe et apaiser les névrites pelviennes. Les chirurgiens ont aussi recours à la cure hydro-minérale, pour consolider et compléter les interventions opératoires, aujourd'hui si communes dans les affections anciennes du petit bassin; réfréner les dispositions catarrhales et hémorragiques, dont le support est éminemment diathésique, et qui résistent, pour cette raison, aux médications locales. Enfin, **Saint-Léger** peut guérir la stérilité, lorsqu'elle est, comme le dit DURAND FARDEL, dominée par un affaiblissement de la constitution. L'iode, les chlorures, la chaux, le manganèse et tous les principes contenus dans la source ne représentent-ils pas, pour ainsi dire, la somme médicatrice de la misère physiologique? GALLARD déclare que, pour lui, la majeure partie des bons effets gynécothérapiques était due à ces principes régénérateurs. C'est aussi l'opinion de COURTY et de MARTINEAU, qui déclarent la minéralisation de POUGUES « incomparablement la plus élevée et la plus riche de toutes les eaux de leur classe. »

Il va sans dire que l'hydrothérapie, supérieurement installée dans notre belle station nivernaise, contribue, pour une certaine part, à la décongestion du bassin et au réveil de la tonicité des organes génitaux et urinaires, ainsi qu'à l'apaisement des symptômes névropathiques liés aux maladies utérines. Suivant les cas, d'ailleurs, on emploie la douche générale seule, ou les irrigations hydrominérales locales, souverainement résolutives (LUTAUD) et propres à favoriser, au plus haut degré, la résorption rapide des exsudats les plus anciens.

X. — Les Eaux transportées. Prophylaxie générale.

> « Les premières potables médicamenteuses en nostre France. » — (JEAN BANC, 1618 : *Admirables vertus des eaux de Pougues*, etc...)

Le mode perfectionné d'embouteillage adopté pour **Saint-Léger**, d'après les ingénieuses indications techniques du savant administrateur de *Pougues*, M. JÉRAMEC ; l'absence de matières organiques putrescibles ; l'abondance, inusitée, d'acide carbonique dissous, éloignent, évidemment, toute possibilité d'altération. L'art de l'ingénieur n'a pas eu de repos. à *Pougues*, avant d'avoir pu conserver *entièrement*, à la source **Saint-Léger** les propriétés et la composition qu'elle possède au griffon : un dispositif (fréquemment imité depuis), permet le maniement intégral du liquide à l'abri de tout contact atmosphérique décompresseur.

Nous savons que la pondération des éléments chimiques de la source est si particulière et que son élimination est si remarquable, que, sans inconvénient d'aucun ordre, il est permis d'en conseiller l'usage à un grand nombre de malades et de demi-malades. On la continue longtemps, au repas, sans qu'elle fatigue, comme tant d'eaux gazeuses, les organes digestifs.

Pétillante et mousseuse, douce et agréable aux palais les plus difficiles, **Saint-Léger** contribue à l'hygiène de la table chez toutes les personnes aisées, améliore et neutralise les vins acides usuels ; combat la dyspepsie nerveuse et l'atonie gastro-intestinale, embusquées dans la salle à manger de tous les bourgeois des villes. Son usage habituel décongestionne le foie, désobstrue l'intestin, libère le système veineux abdominal, supprime la pituite (*vomitus matutinus potatorum*), ramène, à leur chimisme normal, le sang et les humeurs; éloigne la migraine et le vertige stomacal; combat l'anorexie des femmes et des enfants, qui peut, en se prolongeant, consommer la déchéance vitale, sournoise et insidieuse.

Les nombreuses observations, recueillies dans les divers services des hôpitaux de Paris, nous prouvent que l'eau transportée jouit de tous les avantages curatifs qu'elle possède au griffon même. « On voit, nous dit le docteur ROUBAUD, des malades, dont l'estomac, paresseux, se révoltait à l'ingestion du moindre aliment, ingérer et digérer, sans fatigue, après deux jours d'eau de *Pougues*, des aliments *pris au hasard.* » On voit des chlorotiques et des lymphatiques supporter (sous la forme d'eau de *Pougues* pris aux repas), des doses, relativement élevées, d'iode, de fer et d'arsenic, tout en guérissant leur hypopepsie, qui joue un si grand rôle dans la chlorose (HAYEM).

Grâce aux prescriptions journalières des plus éminents membres du corps médical, convaincu, depuis si longtemps, de ses propriétés curatives, nous connaissons, aujourd'hui, tous les avantages de l'eau de *Pougues* transportée, dont la vogue considérable a, peut-être même, modéré l'essor pris par la station elle-même. **Saint-Léger** est une eau richement minéralisée, mais d'une façon plus variée que massive; l'acide carbonique y semble intimement incorporé, probablement parce qu'il s'y est trouvé liquéfié, en quelque sorte, par une haute pression atmosphérique. Le fer, sous la forme de bicarbonate, éminemment absorbable et capable d'améliorer, très vite, la crase du sang, se trouve maintenu, dissous dans l'eau, grâce à l'acide carbonique, qui assure la persistance des qualités martiales et le pouvoir assimilateur de tout ferrugineux *à l'état naissant*. L'alcalinité calcique corrobore le pouvoir trophique et hématinique de l'ensemble.

Frappé de la grande digestibilité de la source **Saint-Léger** et de la singulière appétence qu'elle provoque, TROUSSEAU aimait à la prescrire, dans tous les cas de digestion laborieuse, de catarrhe gastrique, d'hypocondrie, d'atonie gastrique. BOUCHUT la vante contre la céphalée et l'hémicrânie constitutionnelles : son action digestive, irradiée sur toutes les sécrétions, la rend indispensable aux goutteux, aux diabétiques et aux arthritiques en général, qui pèchent par suracidité humorale et excès de recettes organiques. Les névropathes et rhumatisants, les tuberculeux torpides ; les enfants exposés à l'accescence et à la diarrhée cholériforme (si bien combattue par la diète hydrique), bénéficieront de l'eau de *Pougues* transportée. Elle confère, à tous, l'alcalinité indispensable pour assurer les phénomènes vitaux.

Le rôle prophylactique de **Saint-Léger**, en temps d'épidémie, mérite aussi d'attirer les regards des hygiénistes. Le docteur de PIETRA SANTA a surtout insisté, avec raison, sur l'efficacité des eaux alcalines terreuses, dans la prévention des imminences morbides. L'eau de **Saint-Léger**, pure, tonique et digestive par excellence, retrempe les économies débilitées. Avec son secours, non seulement nous ne craindrons plus d'ensemencer de micro-organismes notre milieu digestif : mais encore, nous relèverons notre nutrition générale et favoriserons notre résistance organique aux causes morbides ambiantes.

Dans les dernières épidémies d'influenza, de choléra, de fièvre typhoïde, de diphtérie, etc..., le corps médical a été unanime pour recommander, surtout aux sujets dont les processus digestifs se troublent aisément, d'éviter les eaux suspectes. Il y a plus et mieux à faire ; il faut prescrire celles qui sont capables de lutter contre l'auto-infection, dont nous portons, hélas ! en nous, tous les éléments, comme une sorte de virus originel qui prolifère et se transforme en maladie sous l'action excitante d'une constitution épidémique quelconque.

La réputation, trois fois séculaire, de *Pougues* (que le Roi-Soleil aimait déjà à consommer à sa table), a mis aujourd'hui la source **Saint-Léger** au premier rang de ces eaux prophylactiques et régulatrices de la nutrition. Exempte des éléments chimiques débilitants ; riche d'une minéralisation tonique par excellence ; sursaturée de gaz acide carbonique naturel, qui maintient tous ses principes parfaitement dissous ; l'eau de **Saint-Léger** (nous l'avons vu dans les chapitres qui précèdent), ouvre tous les émonctoires et élimine tout ce qu'il n'est pas utile à l'organisme de conserver (*ohne Phosphor Kein Gemuth*). Elle brille, pour cette raison, au premier rang des agents reconstituants analeptiques, hygiéniques et prophylactiques. C'est un véritable médicament-aliment, utile aux forts, indispensable aux faibles.

APPENDICE

OPINIONS DES AUTEURS

« La science, devant laquelle s'inclinent aujourd'hui et la mode et les rois, s'est chargée de rétablir la fortune de *Pougues*. Ses vertus ont été consacrées par la chimie et la médecine. Appuyée sur ces bases (qui n'ont rien de la fragilité du patronage des princes), cette station voit croître sa prospérité, sans avoir à redouter des vicissitudes dans l'avenir; elle n'a pas à regretter le passé, qu'elle peut évoquer, pour suivre, avec un légitime orgueil, sa glorieuse histoire à travers les siècles » — (Barbet et Macquarie).

« *Pougues-Saint-Léger* est remarquable par la quantité de bicarbonates calcique et magnésien qu'elle contient, ainsi que par son iode, son acide carbonique libre et son bicarbonate de fer ». — Poggiale).

« Dans les dyspepsies rebelles, il faut recommander l'usage des bicarbonatées calcaires, comme *Pougues-Saint-Léger*, bues à la source ou transportées ». — (Gatsolle).

« *Pougues* modifie les surfaces catarrhales, sans réveiller d'excitation douloureuse (gastralgies, entéralgies) ». (Durand-Fardel).

« Quand les bicarbonatées fortes sont difficilement supportées, *Pougues-Saint-Léger* les remplace avec avantage ». — (Bazin).

« Un grand avantage pour les malades c'est qu'elle n'est pas irritante et nuisible comme l'eau de Vichy; on est sûr, en conseillant *Pougues*, de ne pas aggraver les affections du tube digestif ». — (Bouchut).

« Les eaux de Vichy sont diluantes; celles de *Pougues* reconstituent. Elles sont aptes à enrayer l'état cachectique (diabète, etc.) ». — (C. James).

« *Pougues-Saint-Léger* est d'un puissant secours dans les gastrites chroniques et dans les formes douloureuses excitables de la dyspepsie ». — (Tardieu).

« Les localisations chlorotiques vers l'estomac sont fréquentes et le fer y est rarement supporté... Dans les atonies chloro-anémiques, je conseille comme boisson carbonatée, calcaire et martiale, l'eau de *Pougues-Saint-Léger* ». — (Germain Sée).

« Les eaux de *Pougues* sont les seules eaux alcalines reconstituantes, a dit Trousseau, et cela, en vertu des éléments calcaires et ferrugineux qu'elles renferment. Elles régularisent les fonctions du foie, et, avec leurs quelques centigrammes de principes martiaux, guérissent plus vite une chlorotique que la limaille de fer, l'éthiops martial et le safran de Mars à quelques grammes par jour ». — (Trousseau).

« Les diabétiques polysarciques doivent choisir Vichy; les trop anémiques ne peuvent supporter que *Pougues* ». — (Bouchardat).

« Lorsque les douleurs néphrétiques se montrent avec une répétition particulière et qu'il faut soupçonner un degré d'irritation de l'appareil rénal, il faudra recourir aux eaux alcalines calcaires, parmi lesquelles *Pougues* présente une appropriation spéciale ». — (Gubler).

« *Pougues* est préférable, dans l'ulcère de l'estomac, aux bicarbonatées sodiques, capables de déterminer une plus grande fluidité du sang et de contribuer, ainsi, à augmenter l'état d'affaiblissement dans lequel se trouvent toujours les malades ». — (GALLARD).

« Les engorgements ganglionnaires et celluleux sont facilement modifiés par les eaux de *Pougues*, et les lésions du système osseux enrayées et réparées : la diathèse scrofuleuse s'amende, change de physionomie et la constitution entière passe sous de meilleures lois ». — (Dr FÉLIX ROUBAUD).

« L'eau de *Pougues-Saint-Léger* excite la tonicité de la muqueuse stomacale, augmente ses sécrétions, ou en change la nature, de façon que, non seulement l'appétit est plus vif et devient moins capricieux, mais encore que la digestion est rendue plus prompte et moins laborieuse... Elle guérit les dyspepsies produites par un embarras gastrique, donne de très bons résultats dans l'hypertrophie congestive du foie et dans le diabète. Elle agit, en somme, comme une bicarbonatée calcique fortement carbonique et reconstitue, par son fer, l'économie profondément débilitée ». — (ROTUREAU).

« Hâter et favoriser la sortie des sables et des graviers, c'est là le triomphe des eaux de *Pougues-Saint-Léger* ». — (DUJARDIN-BEAUMETZ).

« Outre l[illegible] puissance thérapeutique des eaux de *Pougues*, il faut aussi considérer les circonstances accessoires, tenant à la climatologie de la station, à la vie calme qu'on y goûte, à l'absence des émotions, anxieuses et factices, d'autres thermes en renom ». — (Dr P. DE PIETRA SANTA)

« Non seulement *Saint-Léger* élimine le sable emmagasiné dans les anfractuosités de l'appareil urinaire, mais encore elle prévient la formation ultérieure des dépôts calcaires et les douleurs si atroces des coliques néphrétiques ». — (Dr LABARTHE).

« J'ai été émerveillé du résultat obtenu par *Pougues* sur le diabète et surtout de la durée de ce résultat ». — (Dr Lécorché).

« Des malades arrivent à *Pougues* avec les digestions les plus pénibles et les plus laborieuses, ne pouvant plus manger, par la douleur que provoque chez eux tout travail digestif. Ils sont pâles, défaits, amaigris, moroses et découragés : rien ne porte plus à la mélancolie que cette difficulté de digérer. Ils sont transformés rapidement, l'appétit revient, les sensations acides et douloureuses disparaissent; ils mangent sans souffrance; la force, l'embonpoint et la gaieté leur reviennent ». — (Dr Logerais).

« Les eaux de *Pougues* communiquent, aux appareils sécrétoires, un surcroît d'activité qui a pour résultat la sortie et l'expulsion des dépôts calculeux... Ainsi, il est arrivé de voir des malades affectés, en même temps, de coliques néphrétiques et de coliques hépatiques, rendre, par l'urètre et par l'anus, des graviers d'acide urique et des calculs biliaires ». — (Dr V. Audhoui).

« *Pougues* réunit, vraiment, tous les agents d'hygiène et de thérapeutique, de nature à combattre avec succès, la chlorose et l'anémie, c'est-à-dire à restaurer les fonctions digestives languissantes ou atteintes et à relever le chiffre des globules rouges du sang ». — (Dr J. Janicot).

« Les eaux de *Pougues* provoquent la digestion et augmentent la sécrétion des urines. On les emploie avec avantage dans les obstructions abdominales ». — (Dr Burggraeve).

J'aurais voulu donner encore, ici, quelques opinions, empruntées à la pratique des docteurs BARTH, BESNIER, JULES CHÉRON, DAMASCHINO, DESNOS, DIEULAFOY, ALPHONSE GUÉRIN, GUYON, GOURAUD, JACCOUD, LABADIE-LAGRAVE, LEFORT, LUTON, MALLEZ, GUÉNEAU DE MUSSY, PÉTER, JULES SIMON, TESSIER, etc., etc..., mais la place m'est limitée. Et d'ailleurs, la religion du praticien me paraît suffisamment éclairée par les références, unanimes et immanentes, de la Clinique française!

TABLE DES MATIÈRES

Arcis sur-Aube. — Typ. Frémont

DU MÊME AUTEUR

Formulaire de Médecine pratique, par le Docteur E. Monin, Chevalier de la Légion d'Honneur, Officier de l'Instruction publique.

Le *Formulaire de Médecine pratique* du Dr Monin *(nouvelle édition, 5e mille)*, doit son succès sans précédent à la précision et à la méthode hors de pair qui caractérisent l'ouvrage, livre de chevet pour le praticien. Toutes les indications thérapeutiques de la pathologie sont compendieusement détaillées et clairement élucidées, par ordre alphabétique, dans ce volume de 650 pages, luxueusement imprimé.

(Préface du professeur Peter).

Envoi *franco*, relié, contre *mandat de 5 francs*, adressé à la Société d'Éditions, 4, rue Antoine-Dubois.

www.ingramcontent.com/pod-product-compliance
Ingram Content Group UK Ltd.
Pitfield, Milton Keynes, MK11 3LW, UK
UKHW020216200726
13856UKWH00004B/1427

9 782013 601108